DE LA

BLENNORRHAGIE

DE SON VRAI TRAITEMENT

PAR LA NOUVELLE MÉTHODE DES LAVAGES

PAR

Étienne DÉBRU

Docteur en médecine

AU GRAND-GALLARGUES (GARD)

Externe des hôpitaux (Concours novembre 1888)
Aide de clinique des maladies syphilitiques et cutanées
(Concours juillet 1890)
Membre titulaire de la Société de médecine et de chirurgie pratiques
de Montpellier

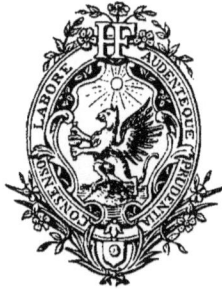

MONTPELLIER

IMPRIMERIE CENTRALE DU MIDI

(Hamelin Frères)

—

1893

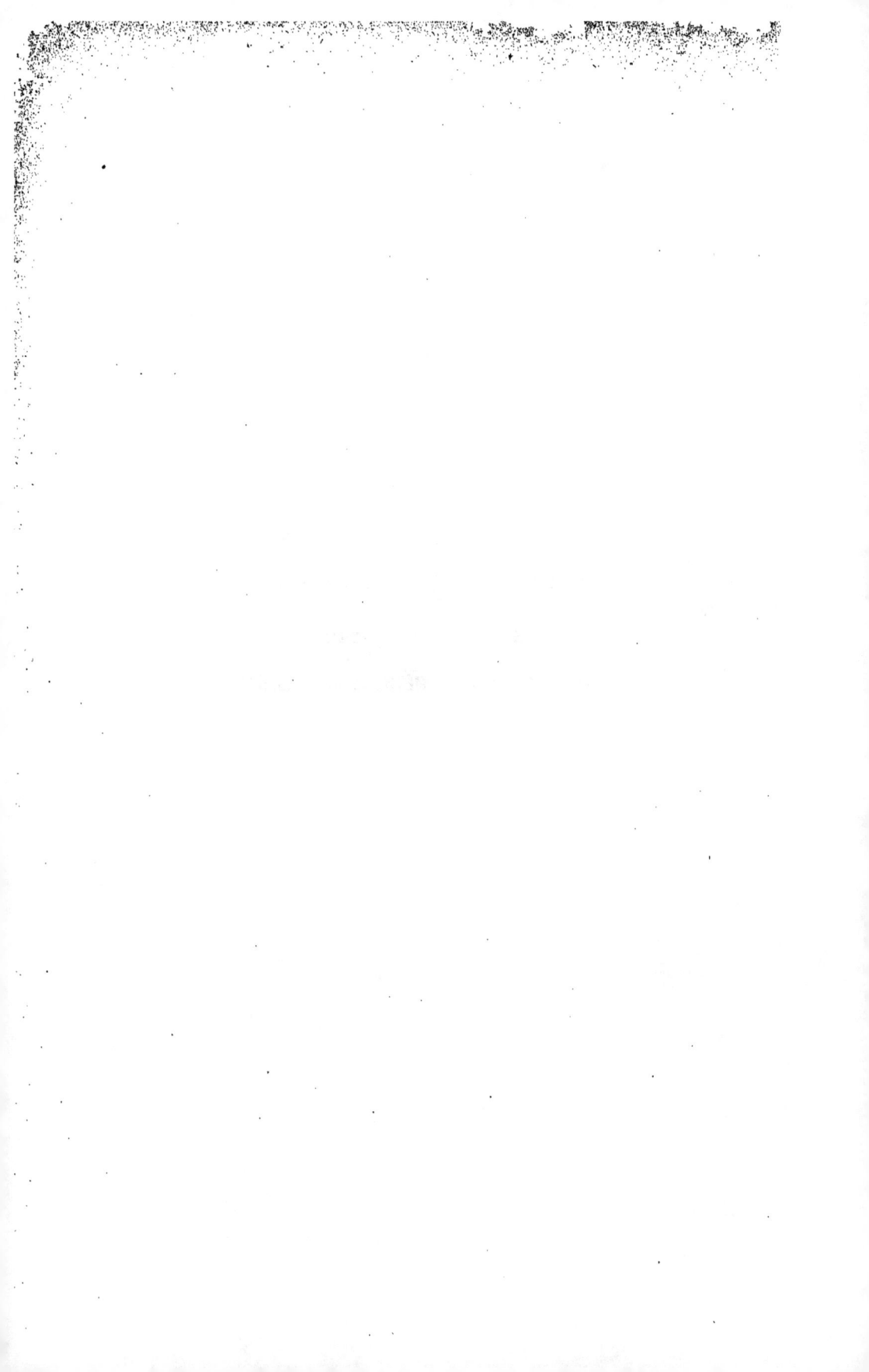

DE LA

BLENNORRHAGIE

DE SON VRAI TRAITEMENT

PAR LA NOUVELLE MÉTHODE DES LAVAGES

DE LA

BLENNORRHAGIE

DE SON VRAI TRAITEMENT

PAR LA NOUVELLE MÉTHODE DES LAVAGES

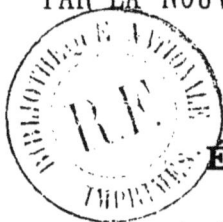

PAR

Étienne DÉBRU

Docteur en médecine

AU GRAND-GALLARGUES (GARD)

Externe des hôpitaux (Concours novembre 1888)
Aide de clinique des maladies syphilitiques et cutanées
(Concours juillet 1890)
Membre titulaire de la Société de médecine et de chirurgie pratiques
de Montpellier

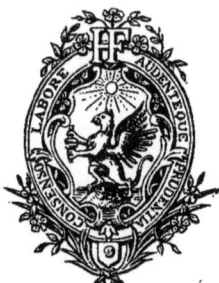

MONTPELLIER

IMPRIMERIE CENTRALE DU MIDI

(Hamelin Frères)

—

1893

PRÉFACE

Les découvertes microbiennes ont donné à la blennorrhagie une place très considérable en pathologie.

Les propagations et complications infectieuses aussi fréquentes que graves de cette affection font un devoir au médecin d'instituer dès le début un traitement à la fois efficace et rapide.

Quel est, quel doit être ce traitement?

Peu de questions ont été aussi discutées : les opinions les plus variées, les traitements les plus divers ont été soutenus ; on pourrait presque dire : *tot capita, tot sensus.*

Loin de nous la prétention de trancher cette question d'une façon définitive ; en apportant à la science notre faible appoint de recherches et d'observations absolument authentiques, nous n'avons eu qu'un but : faciliter la solution d'un problème si intéressant pour l'humanité.

Avant de commencer ce modeste travail, que M. le professeur.

Que M. le professeur agrégé Brousse, qui nous a encouragé dans ce travail et a bien voulu nous confier pas mal de malades pour nos observations, veuille bien agréer l'hommage de notre profonde reconnaissance.

TABLE ANALYTIQUE

———

———

DE LA

BLENNORRHAGIE

DE SON VRAI TRAITEMENT

PAR LA NOUVELLE MÉTHODE DES LAVAGES

CHAPITRE PREMIER

Nécessité d'un bon traitement de la blennorrhagie

Avant de parler du traitement de la blennorrhagie, qu'on nous pardonne quelques considérations sur l'importance et l'utilité de ce traitement.

La blennorrhagie est une inflammation spécifique de la muqueuse uréthrale. Cette inflammation est caractérisée par la présence d'un microbe spécial, du gonocoque, dans le canal de l'urèthre.

Je ne m'attarderai pas ici à donner les principaux symptômes de la blennorrhagie; ce n'est pas dans le cadre de ce travail.

Cette affection est excessivement fréquente ; tout le monde connaît la blennorrhagie pour l'avoir, sinon eue, au moins vue maintes fois, et elle est en général soignée d'une façon détestable.

Un tel, après avoir suivi un bon traitement, aura vu cesser complètement son écoulement au moment où il prenait de l'opiat ; pour lui, il n'y aura que l'opiat de vrai, il le fera prendre à tous ses camarades malheureux, peu importe que leur blennorrhagie soit au début ou à la fin, que ce soit leur première ou leur septième atteinte, que leur estomac soit en bon ou en mauvais état. Un autre aura vu coïncider sa guérison avec des injections au sulfate de zinc ; pour celui-là aussi, il n'y aura qu'un remède au monde, ce sera le sulfate de zinc. Un troisième aura guéri après avoir cessé tout traitement, et il s'empresse de professer le plus profond mépris contre toute espèce de traitement.

Je ne m'amuserai pas à parler de toutes les substances qui à tort et à travers ont été ainsi employées. C'est évidemment pour ces esprits par trop empiriques qui essayeraient sur leur urèthre toutes les drogues possibles et imaginables, c'est pour ceux-là que Fournier a dit : « Moins on fait à la chaudepisse et plus vite elle guérit. »

D'un autre côté, à cause même de sa grande fréquence, la blennorrhagie est souvent traitée trop négligemment. Cette affection, pour peu que l'on veuille bien y réfléchir, est au contraire assez grave.

En dehors, en effet, de la douleur et de l'écoulement continuel et dégoûtant qu'elle procure, la blennorrhagie est essentiellement désagréable et gênante pour l'homme dans ses diverses relations, soit avec sa famille, soit avec la société. De plus, les conséquences de la blennorrhagie sont innombrables. La cystite du col, de la vessie, la prostatite, l'orchite, constituent autant de complications fréquentes, graves et souvent très douloureuses. Les abcès de la prostate, l'infécondité que l'on rencontre plus souvent qu'on ne croit après l'orchite, jettent certainement un jour sombre sur ces complications. Notons encore les synovites et arthrites blennorrhagiques si douloureuses et souvent si longues à disparaître; les rétrécissements avec toutes leurs conséquences, abcès urineux, fistules, etc., etc.; l'ophtalmie blennorrhagique si terrible avec son évolution rapide.

Chez la femme, il faudra noter la vaginite, la métrite aiguë ou chronique avec l'hypertrophie consécutive de l'utérus et surtout du col avec les déplacements, chutes de l'utérus. N'oublions pas les salpingites, salpingo-ovarites, les pelvipéritonites; l'ophtalmie des nouveaux-nés. Comme l'orchite chez l'homme, la métrite est certainement la plus grande cause de stérilité chez la femme.

Voilà une liste déjà longue et pourtant bien incomplète des conséquences de la blennorrhagie. Joignez-y l'influence que tout cela peut avoir sur la vie d'un individu, sur le système nerveux de la femme, et vous n'hésiterez pas à conclure avec moi que la blennorrhagie est une affection pénible, grosse de conséquences et qui exige de la part du médecin un traitement très sérieux.

Mais quel traitement convient-il d'instituer contre la blennorrhagie?

C'est le problème que nous allons essayer de résoudre.

Nous donnerons, pour être complet, un rapide aperçu des divers traitements employés, et nous insisterons principalement sur la méthode antiseptique, la méthode des lavages, celle enfin qui, nous ne craignons pas de le dire, nous a paru donner les meilleurs résultats.

CHAPITRE II

Des divers traitements employés dans la blennorrhagie

Le nombre des divers traitements de la blennorrhagie n'a réellement pas de limites. On voudrait les énumérer tous qu'on serait sûr d'en oublier encore. Bien entendu, nous ne citerons ici que les principaux; ceux qui sont recommandés par des maîtres éminents. Mais on reconnaîtra avec nous que devant une si grande abondance de moyens, l'embarras du praticien consciencieux et qui n'a pas d'expérience personnelle doit être grand.

Si la blennorrhagie s'éternise si souvent, si l'insuccès est presque de règle dans la cure de cette affection, cela tient le plus souvent à la multiplicité des moyens employés et aussi à un manque d'à-propos dans l'emploi de ces moyens. Jullien, Fournier, Guyon et bien d'autres l'on dit avant nous.

Il y a pourtant un point où tout le monde est d'accord. Je veux parler du traitement général, de l'hygiène du blennorrhagien.

Cette hygiène consiste à faire prendre au malade des bains fréquents, à lui faire boire des tisanes émollientes; à lui enjoindre de s'abstenir de bière, de café de vin pur, de mets épicés et surtout de coït.

Les marches, les fatigues, les excès de toute sorte devront être interdits; enfin il faudra voir le tempérament du malade, surveiller son état général.

Prenons maintenant la blennorrhagie à son début, lorsque les premiers symptômes (picotements, goutte, dysurie) ne font qu'apparaître ou n'existent que depuis vingt-quatre, quarante-huit heures au plus.

C'est à cette période de début que s'applique le traitement abortif employé par les uns, condamné par les autres.

Diday, un des plus anciens et des plus chauds partisans de la méthode abortive, emploie une solution forte au nitrate d'argent au vingtième ; il laisse la solution en contact avec la muqueuse le plus longtemps possible. La douleur est pour lui un critérium, aussi rejette-t-il l'emploi de la cocaïne.

Malécot (*Union médicale*, 1890, n° 43) fait un lavage du canal à l'acide borique ; il emploie ensuite une solution au nitrate d'argent au cinquantième, puis, les jours suivants, au centième ou même au cent cinquantième. De plus, il prescrit des lavages au salicylate de mercure au quinze centième. Il associe à tout cela des capsules de Santal.

Ricord employait également les solutions fortes au nitrate d'argent.

Thierry (*Annales des organes génito-urinaires*, 1891), après avoir fait uriner le malade et lavé le canal de l'urèthre à l'acide borique, fait une injection avec une solution au nitrate d'argent au trentième. Il introduit l'instillateur de Guyon jusqu'au cul-de-sac du bulbe ; à ce niveau, il injecte quelques gouttes, puis retire peu à peu l'instillateur au fur et à mesure qu'il pousse le piston de la seringue. On parvient ainsi à baigner complètement les parois du canal avec le liquide caustique. Le malade doit garder l'instillation le plus longtemps possible. Le soir et le lendemain, deuxième et troisième injection au cinquantième.

Pousson a employé la méthode de Thierry dans un bon nombre de cas ; il a noté un succès sur quatre.

Janet (*Annales des organes génito-urinaires*, 1892) emploie les lavages au permanganate de potasse. Son traitement abortif comprend trois lavages espacés de cinq heures, le premier jour. Le premier est à la dose de un deux millième, le second un quinze centième, le troisième un millième. Il fait ensuite un lavage toutes les douze heures à deux millième pendant cinq jours. Ce traitement présenterait l'avantage de supprimer immédiatement tout écoulement purulent et de réussir presque à coup sûr. Nous y reviendrons plus loin à propos des lavages dans le traitement de la blennorrhagie.

Si nous laissons de côté la méthode de Janet, voici ce que dit Maurias sur la méthode abortive : « On ne réussit pas une fois sur dix, même pendant les vingt-quatre premières heures. » Nous lui devons de très rares succès, disent Tuffier et Hartmann ; c'est une arme dangereuse, affirment Brocq et Basy. Appliquée dès le début, dit Thierry, elle donne un résultat meilleur. Comme on le voit, les avis sont partagés.

Si l'on tient compte de la nature gonococcique de la blennorrhagie, cette méthode est absolument logique. Nous reviendrons sur ce point en parlant de l'antisepsie comme traitement de l'affection qui nous occupe. Évidemment elle est pénible et douloureuse, mais la rapidité du résultat, les bienfaits de la méthode ne constituent-ils pas une compensation suffisante? Aussi Diday conseille-t-il, pour décider le malade à son emploi, de le tromper légèrement sur la douleur réelle qu'il va ressentir, de lui faire le tableau des suites graves d'une blennorrhagie prolongée, rétrécissements, etc...

En résumé, cette méthode exige un opérateur prudent, elle est très douloureuse et n'est applicable qu'au début de la blennorrhagie, mais son utilité est incontestable et nous connaissons quatre cas de succès obtenus par M. Tédenat, qui n'emploie la méthode abortive par le nitrate d'argent que tout à fait au début.

La blennorrhagie est confirmée, l'écoulement est abondant,

la miction très douloureuse, les érections fréquentes. Quels sont traitements employés ?

D'après l'article de Jacquet (*Semaine médicale*, 9 novembre 1892, nº 60), les traitements employés dans les hôpitaux de Paris se résument à peu près tous à l'hygiène et au traitement antiphlogistique. Les uns l'appliquent seuls, les autres y ajoutent les moyens locaux.

Fournier indique soigneusement le traitement hygiénique, puis ajourne ses malades à un mois. Pendant tout ce temps le malade fait des injections aqueuses ; à son retour il est mis au copahu et au cubèbe ; mais si dès le cinquième jour l'écoulement n'est pas tari, halte, et retour à l'eau ; on verra dix jours après.

La blennorrhagie en pleine acuité exige une période d'attente, d'après la plupart des praticiens de Paris. On vient de voir comment Fournier entend cette période. En général c'est vers la troisième semaine que l'on entreprend la cure de la blennorrhagie, et qu'on ordonne les balsamiques et les injections, soit antiseptiques, soit astringentes.

Ainsi donc, on a laissé passer la période de début, puis la période aiguë, et l'on est vers la troisième semaine de la maladie. Ici les divergences augmentent.

Le Dentu préfère l'opiat à tout. Hartmann ordonne 'd'emblée douze capsules de Santal (simple ou salolé) : l'écoulement cesse, paraît-il, presque immédiatement, on le continue à la même dose pendant quelques jours, puis on diminue progressivement d'une par jour.

Balzer, Brocq, du Castel, Mauriac, ont également recours aux balsamiques ; de Beurmann emploie le salol.

Thierry fait prendre de l'opiat pendant quinze à vingt jours au moment des repas. Si ce traitement paraît trop long et pénible, il le remplace par des injections faites avec la solution suivante :

Iodoforme très pur porphyrisé . . . . 10 grammes.
Huile d'amandes douces ou glycérine . 60 grammes.
Substance désinfectante variable . . . q. s.

Pour masquer l'odeur, on y adjoint de la coumarine, de la vaniline ou quelque autre substance. Le malade fait trois injections par jour. Il doit garder l'injection de dix à vingt minutes. Cette injection présenterait comme avantages : l'innocuité, l'analgésie, l'antisepsie.

Thierry n'est pas seul à ordonner les injections après la période aiguë de la blennorrhagie. Parmi les auteurs cités plus haut, un seul, Fournier, les rejette, sauf à la période tout à fait ultime.

Mauriac associe aux balsamiques les injections au sulfate de zinc ou au nitrate d'argent. Il préfère, comme on le voit, les astringents aux antiseptiques.

Du Castel et Balzer emploient la résorcine. Ce dernier a aussi employé les lavages; nous dirons plus loin quels résultats il a obtenus.

Brocq se sert de la formule suivante :

Acide borique . . . . 2 grammes.
Sous-nitrate de bismuth pulvérisé. . 12 grammes.
Julep gommeux. . . . . 200 grammes.

Trois injections par jour avec ce mélange chauffé au bain-marie et bien agité. Si, au bout de cinq jours, l'écoulement n'est pas entièrement supprimé, il remplace ces injections par d'autres au permanganate de potasse au deux millièmes ou à l'ichthyol au centième.

Pourtant tous les praticiens n'envisagent plus la blennor-rhagie comme une affection cyclique, susceptible d'un traitement à la seule période de déclin. Quelques-uns ont recours d'emblée, dès le début de la blennorrhagie, aux injections antiseptiques et aux lavages.

Bazy juge toute la diététique pratiquée par les auteurs précédents comme inutile, et il a recours d'emblée aux injections antiseptiques de sublimé à un quinze millièmes ou un vingt millièmes sans alcool.

Janet emploie les lavages au permanganate de potasse au quatre millièmes en pleine période aiguë.

De Beurman emploie les injections de résinol chargé d'iodoforme ou de résorcine dès la période aiguë.

Ces derniers ont recours purement et simplement à la méthode antiseptique. Nous allons voir que les résultats qu'ils ont obtenus ne sont pas à dédaigner.

CHAPITRE III

De l'antisepsie dans la blennorrhagie

La blennorrhagie est une maladie essentiellement microbienne, caractérisée par la présence d'un microbe spécial, du
gonocoque, dans le canal de l'urèthre. C'est là un fait aujour-
d'hui universellement reconnu. Éraud a bien essayé de dé-
montrer que le gonocoque n'était pas le microbe spécifique
de la blennorrhagie (*Progrès médical*, 1891); mais de ce que
divers microbes peuvent se rencontrer dans la blennorrhagie,
nous ne croyons pas qu'on soit autorisé à conclure à la non-
spécificité du gonocoque. C'est, au contraire, un fait de pathologie générale que la présence d'un micro-organisme dans
un milieu y facilite le développement d'autres micro-organis-
mes.

Quand nous avons examiné l'écoulement d'une blennorrhagie primitive et à son début, à sa première période, nous
n'avons rencontré que le gonocoque. Au contraire, chez les
vieux blennorrhagiques, ceux qui traînaient leur maladie depuis des mois et des années, nous avons constaté la présence
de microbes divers. Pour ceux qui ne seraient pas bien con-
vaincus, nous les renvoyons aux nombreux travaux de Neisser, de Bouchard, de Crivelli, de Jullian, de Chameron, de
Janet, etc.

Étant donné ce point de départ sur la nature de la blennorrhagie, les esprits devaient naturellement songer à atteindre
le microbe, à détruire le parasite cause de tout le mal. Avant

la découverte de Neisser, on n'avait eu recours qu'aux instillations et aux injections astringentes. A dater de ce moment, commence véritablement la méthode antiseptique.

De toutes parts, en effet, on voit des médecins faire des tentatives pour arrêter la marche de la blennorrhagie, non plus en se servant comme autrefois de la méthode substitutive, par laquelle on s'efforçait de substituer à l'inflammation spécifique de la blennorrhagie le travail phlegmasique produit par l'application de substances sur la muqueuse de l'urèthre, mais en ayant recours aux principes de la méthode antiseptique, antiparasitaire (Crivelli, thèse de Paris, 1886). Cette tendance, nous pouvons le dire, se manifeste plus que jamais.

C'est, qu'en effet, outre que la méthode antiseptique constitue le traitement rationnel de la blennorrhagie, elle présente divers avantages très précieux. Elle supprime pour ainsi dire la période aiguë; elle diminue rapidement l'écoulement, elle calme les douleurs. Dans le traitement antiphlogistique, laissez couler, vous dit-on; maigre consolation pour le patient. J'en appelle au témoignage de tous ceux qui ont payé leur tribut à la blennorrhagie. Laissez couler, dites-vous; et les douleurs atroces qui accompagnent la miction; et les érections nocturnes si douloureuses qui privent le malade de tout sommeil et l'obligent à se lever à chaque instant pour chercher un peu de soulagement en trempant sa verge dans l'eau aussi froide que possible, car il faut bien le dire, le bromure de camphre ne donne ici aucun résultat. Et les propagations, et les complications infectieuses, qu'en faites-vous? Laissez couler; mais que peut-il arriver de pis au malade? Avec la méthode antiseptique vous faites passer, dites-vous, la blennorrhagie à l'état chronique. Mais n'est-ce pas justement une conséquence forcée de la méthode d'expectation? En laissant la blennorrhagie s'ancrer dans la muqueuse uréthrale, en laissant le gonocoque élire domicile dans toutes les cryptes, dans

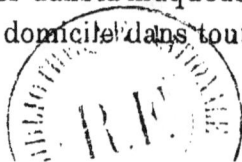

tous les canaux glandulaires de l'urèthre, où vous ne pourrez presque plus l'atteindre, ne perdez-vous pas un temps précieux, et ne vous exposez-vous donc pas à voir un état curable passer à l'état à peu près incurable ? Évidemment les balsamiques amélioreront l'état du malade au moment où vous les emploierez ; mais les cas où le patient garde éternellement une goutte matinale, repassant même de temps en temps à l'état aigu, sont-ils donc si rares avec la méthode d'expectation ? Les injections font passer la blennorrhagie à l'état chronique ; mais sur quelles statistiques se base-t-on pour l'affirmer ? Certes, nous sommes loin de nier le fait ; encore faudrait-il voir par des statistiques comparées dans quel cas il se produit le plus souvent.

On a fait aux injections d'autres objections :

Les antiseptiques irritent la muqueuse, elles occasionnent des rétrécissements. Là encore nous réclamons des statistiques ; nous regrettons vivement de n'avoir pas entrepris ce travail, persuadé que les faits nous auraient donné raison.

Que de cas de blennorrhagie n'avons-nous pas vus, dans lesquels l'affection avait été traitée pendant des semaines et des mois par les seuls balsamiques. Le malade n'avait pris aucune injection, et pourtant son écoulement réduit à l'état de goutte matinale s'était éternisé et avait peu à peu déterminé un ou plusieurs rétrécissements. Qu'on y regarde de près, et l'on verra que les cas ne manquent pas, M. Tédenat nous a rapporté qu'en 1888 il avait dû, pour des rétrécissements très étroits et indilatables, pratiquer l'uréthrotomie interne à quatre malades de la campagne, qui avaient eu des blennorrhagies qu'ils avaient traitées par les seules tisanes et les purgatifs drasiques si populaires chez les paysans.

On nous taxera d'exagération ; pourtant des esprits observateurs l'ont dit avant nous. « Comment voulez-vous, dit Jullien, qu'une inflammation passagère comme celle causée par les injections puisse occasionner un rétrécissement ? L'irritation causée par une instillation au nitrate d'argent ne dure jamais plus de vingt-quatre heures et vous voulez que cela suffise à faire paraître deux, trois, quinze ans plus tard un rétrécissement ? » A ce compte-là, tous les sujets que Diday dans sa longue carrière a eu la chance de guérir avec de fortes instillations au nitrate d'argent, tous dis-je, devraient être porteurs de rétrécissements.

Or il n'en est rien, et nous connaissons certains docteurs qui ont été ainsi débarrassés par Diday, il y a vingt-cinq ou trente ans, et qui attendent toujours leur rétrécissement.

N'est-il pas plus rationnel d'admettre que l'inflammation, en se localisant dans certains replis, dans certains pertuis glandulaires de la muqueuse uréthrale, amène peu à peu une modification dans la structure de cette muqueuse ? L'épaississement, la sclérose des muqueuses, à la suite d'une inflammation lente et continue, n'est-ce pas là un fait d'observation constante ; et si le fait est vrai pour les autres muqueuses, pourquoi ne le serait-il pas pour celle de l'urèthre ? Est-ce à dire que l'on doive faire saigner la muqueuse uréthrale, faire des injections ou des lavages à tort et à travers sans aucune précaution ? Non, mille fois non.

La méthode antiseptique sera passible de reproches, ne donnera aucun résultat, si elle est mal appliquée.

C'est ainsi qu'on a pu dire que les injections poussaient mécaniquement le gonocoque dans des régions qu'il n'aurait pas atteintes sans cela.

Si l'on a soin de débarrasser auparavant la surface épithéliale en faisant uriner le malade, si l'on agit avec douceur, le fait n'aura guère de chance de se produire. Les gonocoques ainsi transportés par un milieu antiseptique sont-ils encore bien aptes à faire de nouvelles colonies, leur vitalité n'est-elle pas sérieusement compromise ?

Dans tous les cas nous verrons plus loin que, si les injec
tions sont en apparence passibles de ce reproche, il n'en sau-
rait être de même des lavages. Du reste, les cystites et les
prostatites se rencontrent assez fréquemment dans le traitement par les balsamiques, et nous ne comprenons pas bien
qu'on attribue à la méthode antiseptique des complications qui
se rencontrent si souvent en dehors d'elle.

Nous avons dit que l'antisepsie employée au début de la
blennorrhagie amenait une chute complète des accidents
aigus ; c'est déjà un service inappréciable pour le malade.

Un autre avantage non moins précieux, c'est celui de ne pas
droguer le malade. « Si les balsamiques donnent quelquefois
de bons résultats, souvent aussi ils sont impuissants à soulager les malades ; et, s'ils ne sont pas maniés avec beaucoup
de prudence, ils déterminent des accidents graves du côté des
voies digestives et des reins, accidents dont souffrent souvent
les malades, même pendant des années, après la cessation de
tout traitement. » (Chameron, thèse de Paris, 1884.)

Qui de nous n'a rencontré de ces estomacs fatigués, dé-
labrés, inaptes à toute fonction gastrique, après une absorp-
tion plus ou moins longue de balsamiques ?

Je ne parle pas du dégoût, des répugnances, des nausées,
qu'occasionnent le copahu, l'opiat, la potion de Choppart, etc.

Grâce à la méthode antiseptique, nous pouvons dire que le
traitement de la blennorrhagie a fait un pas dans la voie du
progrès.

Du Castel, qui, on l'a vu, n'a pas encore renoncé à l'emploi
des balsamiques, s'exprime ainsi : « S'il me fallait résumer en
quelques mots mon opinion actuelle sur la valeur de l'antisepsie dans le traitement de la blennorrhagie, voici les conclusions auxquelles j'arriverais : Toujours l'antisepsie a pour
résultat de maintenir l'urèthre en cet état d'asepsie que la
médecine moderne cherche à obtenir dans une plaie qui sup-

pure comme une condition favorable à la guérison de la suppuration.

Dans un certain nombre de cas, le traitement antiseptique amène une guérison remarquablement rapide. Il est exceptionnel que l'antisepsie bien faite n'amène pas un chute plus prompte des accidents inflammatoires, une durée plus courte de la période aiguë, de cet état que Diday décrit sous le nom d'état irrépressible. Elle avance généralement le moment où les balsamiques peuvent être employés avec succès et abrège par conséquent la durée totale de la maladie. L'antisepsie faite de bonne heure diminue les chances de propagation de la blennorrhagie dans l'urèthre postérieur et rend plus rares les complications vésicales, prostatiques et testiculaires. Je crois qu'on peut déclarer véritablement utile une médication qui, si elle n'arrive pas toujours à guérir vite et seule la blennorrhagie, abrège au moins dans nombre de cas la durée de la maladie et diminue les chances de complications. Je crois qu'on peut sans hésiter adopter cette médication, car, à côté d'avantages manifestes dans nombre de cas, elle ne présente aucun danger si l'on a soin, — c'est une opinion personnelle que certains trouvent excessive, — si l'on a soin d'éviter les injections irritantes. »

Horteloup, lui, se refuse à admettre les bienfaits de l'antisepsie : « Nous ne croyons pas, dit-il, que la découverte de Neisser et l'uréthroscopie uréthrale aient fait faire un pas vers le progrès au traitement de la blennorrhagie. » Passe pour l'emploi de l'uréthroscope, mais pour le traitement de la blennorrhagie nous lui répondrons par la voix de Du Castel déjà cité et par celles de Guyon et de Janet. Ce dernier, après avoir étudié la nature de la blennorrhagie, conclut à peu près ainsi : « Le traitement de la blennorrhagie doit être avant tout étiologique ; quels que soient les symptômes présentés, il faut remonter à leur cause et s'attaquer directement à elles. » Cette manière de voir amène Janet à rejeter l'ancienne division de la blennorrhagie en aiguë et chronique.

Cette classification, basée uniquement sur les caractères extérieurs de la maladie, ne repose sur aucune base étiologique sérieuse et ne conduit à aucune notion utile pour le traitement de cette affection.

Janet distingue trois périodes dans le traitement de la blennorrhagie :

1° La période gonococcique ;

2° La période aseptique, correspondant aux lésions anatomiques;

3° La période des affections secondaires.

Chacune de ces phases mérite un traitement spécial. Nous y reviendrons plus loin.

Janet ajoute: « *Tant qu'un malade porte des gonocoques dans son urèthre, c'est tout d'abord à ces parasites qu'il faut s'attaquer; que la blennorrhagie soit aiguë, chronique ou latente, tant que le gonocoque persiste, il faut le poursuivre où qu'il soit.* »

C'est aussi notre opinion ; voyons maintenant comment on peut atteindre ce but.

Ceci nous amène à repasser les principaux moyens qui ont été essayés dans ce sens depuis la découverte de Neisser, et l'introduction de l'antisepsie dans la cure de la blennorrhagie.

CHAPITRE IV

Des divers procédés d'antisepsie dans la cure de la blennorrhagie.

De toutes parts, depuis la découverte de Neisser, on voit des médecins essayer d'arrêter la marche de la blennorrhagie.

Le problème à résoudre était celui-ci : d'une part trouver une substance aussi délétère que possible contre le parasite ; d'autre part, employer un médicament aussi inoffensif que possible pour la muqueuse du canal de l'urèthre.

Les recherches microscopiques, les observations cliniques ont presque résolu le problème aujourd'hui.

INSTILLATIONS. — On a d'abord essayé les instillations ; òn est revenu plus que jamais à la méthode abortive ; on a essayé de détruire le microbe par des instillations au nitrate d'argent, des injections avec de fortes solutions de sublimé ; nous nous sommes déjà longuement expliqué sur ce point en parlant des divers traitements employés. Nous avons dit que cette méthode était logique, mais qu'elle donnait peu de bons résultats. Cela tient à ce que tous les gonocoques ne sont pas atteints ; quelques-uns peuvent être dans les replis ou les cryptes de la muqueuse, et, si celle-ci n'est pas cautérisée dans toute la partie envahie, la maladie ne tardera pas à empirer ; c'est ce qui arrive le plus souvent. Les gonocoques qui ont échappé à la destruction trouvent un excellent milieu

de culture dans le pus provoqué par la réaction de l'instillation et se développent avec une intensité plus grande.

INJECTIONS. — Pour obvier aux inconvénients des instillations, on a eu recours aux antiseptiques à dose faible employés
en injection.

Par les injections on espérait atteindre plus facilement
toute la surface de la muqueuse envahie par le gonocoque. De
plus, ces injections ont sur les instillations l'avantage de ne
pas faire horriblement souffrir le malade, enfin on peut les
renouveler frequemment et tenir l'urèthre dans cet état d'asepsie parfaite dont parle Du Castel.

L'emploi des injections antiseptiques constitue donc un vé
ritable progrès. Là où les lavages dont nous parlerons tout à
l'heure ne pourront être pratiqués, l'antisepsie par les injections constituera le traitement le plus efficace, le plus rapide
et le plus commode.

Nous ne répèterons pas ici ce que nous avons dit dans le
chapitre précédent à propos de l'antisepsie.

Les injections devront être faites avec certaines précau-
tions.

Le malade doit toujours uriner avant de se faire une injection ; il doit pousser lentement le liquide antiseptique dans
l'urèthre, éviter une grande distension du canal et le passage
du liquide dans l'urèthre postérieur ; il gardera son injection
pendant deux ou trois minutes autant que possible. Dans ces
conditions, il obtiendra d'excellents résultats. La durée du
temps que le malade doit garder son injection variera forcé-
ment un peu suivant le liquide employé. Chameron fait garder l'injection de sublimé au vingt millièmes une minute,
Thierry celle d'huile iodoformée pendant dix à vingt minutes.

Les solutions auxquelles on a eu recours pour aseptisre

l'urèthre et détruire le gonocoque sont excessivement nombreuses.

Zeissl (de Vienne) propose, en 1878, le permanganate à 2 centigrammes pour 100 grammes.

Bourgeois propose le permanganate à 5 centigrammés pour 150 gr. (*Bulletin de thérapeutique*, 1880), Veiss l'emploie à 10 centigrammes pour 100 grammes.

Pasqua (1880) propose le chloral à 1 gr. 50 pour 120 grammes d'eau de rose ; il a également recours à l'eau oxygénée et à l'acide salicylique.

L'acide phénique, essayé dès 1869 par Fiorami de Lodi, paraît plus nuisible qu'utile, expose à des accidents, est laissé de côté.

Bourgeois, en 1885, fait paraître un mémoire sur les injections intra-uréthrales antiseptiques employées dès le début, c'est-à-dire dès que le malade vient consulter le docteur. Plus tôt est appliqué le topique antiparasitaire, conclut Bourgeois, moins longue sera l'affection. Il emploie avec succès les trois antiseptiques suivants : 1° permanganate de potasse à la dose de 5 centigr. pour 100 gr. ; 2° le sublimé ainsi formulé : liqueur de Van Swieten, 10 grammes, pour eau distillée, 190 grammes ; 3° le sulfate de quinine au quatre-vingtième.

Bourgeois donne la préférence au permanganate de potasse ; il ordonne quatre injections par jour. Sur 42 blennorrhagiques traités dès le début par le permanganate, tous ont guéri complètement sans rechute dans une moyenne de dix-neuf jours, termes extrêmes six et trente jours.

A la même époque, Constantin Paul et Chameron, essaient le sublimé employé d'abord par les Italiens à des doses absolument impossibles.

Constantin Paul et Chameron emploient le sublimé à la dose d'un millième ou d'un trentième. Le malade doit faire trois séances d'injection par jour ; chaque séance est composée de trois injections : les deux premières sont faites à canal ouvert ; la dernière à canal fermé et doit être gardée une minute. Chameron a traité ainsi des blennorrhagies aiguës, subaiguës et chroniques. Il a obtenu d'excellents résultats.

Dans tous les cas, d'après Leistikow et Chameron, il y a guérison rapide ; les injections ne sont accompagnées de douleur que dans l'état aigu.

Chameron continue les injections quelque temps après la guérison. Pour plus de détails, voir Chameron, thèse de Paris, 1884.

On a vu plus haut que Thierry avait employé avec avantage les injections d'huile iodoformée ; que Mauriac avait recours au sulfate de zinc et au nitrate d'argent ; Du Castel, Balzer, à la résorcine ; Brocq, à l'acide borique et au bismuth, ou, en cas d'insuccès, au permanganate de potasse au vingt millième, à l'ichthyol au millième, Bazy au sublimé au quinze cent millième ou au vingt millième.

Nous n'insisterons pas davantage sur les injections ; les résultats donnés par cette méthode sont, nous le répétons, d'une grande importance.

Uréthroscopie et écouvionnage. — On a pourtant voulu faire mieux ; on est allé plus loin, on a essayé de se rendre compte de l'état de la muqueuse uréthrale, et c'est pour cela qu'on a inventé l'uréthroscopie. Ce moyen nous paraît peu pratique. Le passage d'un instrument métallique sur une muqueuse enflammée, la distension de cette muqueuse, sont autant de raisons qui interdisent l'emploi de l'uréthroscopie. Le malade se refusera toujours à l'emploi de l'uréthroscopie ; nous ne croyons donc pas que ce procédé soit appelé à un grand avenir.

Cotes (de Londres) (*Semaine médicale*, 1892, n° 4) emploie un tube dans lequel il fait passer une tige armée d'un tampon imbibé d'une solution au nitrate d'argent au cinquantième.

Dans la blennorrhagie aiguë, il fait une injection préalable de cocaïne à dix pour cent.

Seidl se sert aussi d'un tube pour introduire une mèche imbibée d'une solution antiseptique ou chargée d'une poudre médicamenteuse ; il renouvelle la mèche après chaque miction. On obtiendrait ainsi une guérison radicale au bout de quinze jours.

Pour plus de renseignements sur l'écouvionnage, nous renvoyons au travail de Huguet (*Progrès médical*, 1889. *Du traitement abortif de la blennorrhagie par l'écouvionnage de l'urèthre*).

Encore une fois cette méthode est peu pratique ; elle est douloureuse et on risque de déchirer la muqueuse enflammée.

LAVAGES. — Après les instillations, après les injections on a eu recours aux irrigations fréquentes, aux lavages continus. Dès l'année 1855, nous voyons Diday les employer. Comme ce procédé l'emporte sur tous les autres, qu'il donne de très bons résultats, nous allons nous en occuper d'une façon toute spéciale et entrer dans certains développements. Nous terminons par l'exposé de quelques observations dont nous garantissons toute l'exactitude et qui nous permettront de tirer quelques conclusions de ce modeste travail.

CHAPITRE V

Des lavages continus. — Historique de la question

Diday (*Lyon médical*, 2 mars 1884) est un des premiers qui aient eu recours aux lavages dans la cure de la blennorrhagie.

Il lave le canal avec un irrigateur et une sonde en gomme ; comme solution il se sert du sublimé au vingt millièmes. Il ouvre peu à peu le robinet de l'irrigation, afin d'éviter une distension trop brusque de l'urèthre et ferme de temps en temps le gland pour augmenter le contact du liquide avec toute la surface de la muqueuse.

Kopp, dans le *Munchener medicinische Wochenschrift*, 1890, signale les bienfaits des solutions très chaudes de sublimé, sous forme d'irrigations fréquentes.

Vanderpool (Voir *The medical Record*, 2 mars 1886) relate huit cas indiscutables d'uréthrite gonorrhéique aiguë, guérie en quinze jours par des irrigations de bichlorure de mercure.

Bresser (*Communication à la Société dermatologique de New-York*), après avoir repris les expériences de Vanderpool, sur une longue série de cas, conclut en ces termes :

« 1° Dans les cas non compliqués d'uréthrite gonorrhéique aiguë, traitée par les irrigations fréquentes et prolongées de bichromate de mercure, la guérison peut se produire en deux semaines, mais ce temps peut être considérablement abrégé quand on commence ce traitement de bonne heure, quand le malade garde le repos et évite tout stimulant ; il peut être au contraire fort prolongé, quand le traitement est fait irrégulièrement, quand le malade se livre à des exercices corporels immodérés, quand il commet des excès alcooliques et vénériens.

2º *Les injections à jet récurrent de solutions chaudes de bichlorure possèdent tous les avantages de la méthode précédente, mais calment de plus beaucoup plus rapidement les phénomènes inflammatoires, soulagent beaucoup plus le malade et ont beaucoup moins d'inconvénients.*

3º Les cas d'uréthrite aiguë, non spécifiques, sont également très facilement guéris par ces deux méthodes ;

4º Dans les cas d'uréthrite purulente chronique, aucun procédé n'apporte une amélioration aussi rapide et aussi constante que l'irrigation, surtout quand elle est faite avec des liquides chauds et astringents :

5º *La fréquence des complications, quand on emploie ces diverses méthodes, est bien moins grande qu'avec les procédés usuels.* »

C'est surtout dans ces temps derniers qu'on a commencé à s'occuper sérieusement de la méthode des lavages.

Philipson (de Hambourg) recommande, après avoir lavé l'urèthre antérieur, de faire uriner le malade, afin de bien se rendre compte si l'urèthre postérieur est envahi. On injecte dans la vessie 150 grammes d'eau auxquels on ajoute quatre gouttes de nitrate d'argent au cinq dixièmes; on peut augmenter d'une goutte chaque jour jusqu'à quinze.

Lavaux *(Leçons pratiques sur les maladies des voies génito-urinaires)* préconise aussi le lavage de l'urèthre antérieur et celui de la vessie dans l'uréthrite postérieure. Nous reviendrons sur son procédé.

Janet, dans un important mémoire communiqué au *Congrès français de chirurgie*, 1892, préconise le traitement de

la blennorrhagie par les lavages au permanganate de po-
asse. Ce travail est très intéressant et nous le recommandons
à tous ceux que le traitement de la blennorrhagie préoccupe.

Actuellement, les lavages entrent dans la pratique journa-
lière des hôpitaux. Dans sa clinique, M. Brousse les emploie
journellement depuis un an.

CHAPITRE VI

Des effets des lavages continus

Nous avons dit que le traitement de la blennorrhagie devait être efficace et rapide. Il faut soulager le malade et prévenir les propagations et complications infectieuses de la maladie.

Puisque la nature de la blennorrhagie est essentiellement microbienne, le traitement, avons-nous dit, devait être avant tout antiseptique; la clinique a, nous le verrons, donné raison à la théorie. Il fallait, somme toute, atteindre le microbe, le détruire le plus rapidement possible sans léser la muqueuse.

Ces résultats, on les obtient en faisant passer sur la muqueuse envahie par le gonocoque des solutions antiseptiques à dose assez puissante pour détruire l'agent infectieux, mais assez faible, toutefois, pour ne pas trop irriter la muqueuse uréthrale.

Avec le lavage, la muqueuse est complètement baignée par la solution antiseptique. Les gonocoques, surtout si l'on n'attend pas la période chronique, ont bien moins de chance d'échapper à l'action du liquide parasiticide. Le contact entre la solution et le microbe èst plus prolongé, l'action beaucoup plus intense. De plus, les lavages, tels que nous avons appris à les pratiquer, se font du dedans au dehors, de la profondeur vers l'extérieur, c'est-à-dire dans un sens éminemment propre à chasser, à expulser tous les éléments morbides qui encombrent la surface de la muqueuse.

Les bons effets de ces lavages sont rapides. Voïci ce que nous avons constaté : Pendant les premières heures, l'écoulement augmente, surtout si l'on a employé le sublimé ou le nitrate d'argent.

Cinq ou six heures après le premier lavage on trouve, à l'examen microscopique, des gonocoques déformés, ce qu'on pourrait appeler des débris de gonocoques ; si l'on continue les lavages méthodiquement et d'une façon régulière, ils ne reparaissent plus. Après les douze premières heures, les douleurs qui accompagnaient la miction avant de commencer le traitement sont déjà bien atténuées ; le malade est le premier à le reconnaître. Le passage de la sonde est moins douloureux. A ce moment, l'écoulement a déjà diminué. Les érections sont bien moins fréquentes, et, si elles ont lieu, le malade avoue qu'elles sont très peu douloureuses ; dans quelques cas elles ne le sont même pas du tout.

Vingt-quatre, quarante-huit heures après le début du traitement, la miction n'est souvent plus douloureuse, ou, si elle l'est, c'est d'une façon insignifiante ; l'écoulement est à peu près supprimé. Dès le troisième, quatrième jour, l'écoulement est réduit à une goutte plus tenace que le reste et qui constitue désormais toute la maladie. C'est sans doute à ce fait que font allusion certains praticiens, quand ils accusent les partisans de la méthode antiseptique de faire passer la blennorrhagie de l'état aigu à l'état chronique. Cette goutte du reste n'est pas si tenace qu'on pourrait le croire ; elle finit elle-même par disparaître, et remarquez que, lors même qu'elle résisterait dix, quinze et vingt jours au traitement, la situation du malade est bien moins pénible.

Avec la méthode antiphlogistique, le malade subit une période aiguë variant de dix à quinze jours, pendant lesquels il coule abondamment, souffre beaucoup et s'expose à une foule de complications. Sera-t-il plus avancé après? Sa blennorrhagie sera-t-elle coupée net à ce moment? N'aura-t-il pas la goutte, lui aussi, après la première amélioration produite par les balsamiques? Ne sera-t-il pas obligé pour la faire disparaître, cette fameuse goutte, de suivre un traitement plus ou moins long, nuisible à son estomac et à sa santé?

La remarque suivante nous paraît très importante et très instructive à ce point de vue. Nous avons observé que, lorsque les lavages ne donnaient pas de résultat, lorsque nous nous buttions à une goutte très rebelle et dans laquelle nous constations des gonocoques, malgré les lavages, nous avons observé que c'était presque toujours, pour ne pas dire exclusivement, dans les cas où nous n'avions pas pu soigner le malade au début, dans ceux où il avait laissé évoluer sa maladie.

Le gonocoque avait élu domicile dans les glandules de l'urèthre, dans l'épaisseur même de la muqueuse, et était devenu inaccessible à toute action thérapeutique.

Quand on se trouvera on présence de cette goutte sur laquelle, nous le répétons, on a tant discuté, il faudra examiner de temps en temps la nature de cette espèce de suintement.

On regardera si elle renferme des gonocoques ou d'autres microbes, si elle n'est pas due à des lésions anatomiques, à une irritation de la muqueuse que pourrait entretenir les lavages.

Nous reconnaissons, en effet, que le lavage détermine une légère irritation, une petite hypersécrétion de la muqueuse qui fait que l'écoulement est toujours un peu plus abondant après le lavage.

On pourrait ainsi entretenir maladroitement un écoulement chronique non infectieux et pour la guérison duquel la première chose à faire serait de supprimer le traitement.

Pour triompher de cette goutte, on se basera donc sur les données bactériologiques, et on instituera un traitement en conséquence.

Bien entendu, si les données cliniques fournissent quelque indication spéciale, il faudra également la remplir. C'est ainsi qu'on sera amené quelquefois à associer aux lavages, le sondage, la dilatation, le massage de l'urèthre.

Deux choses sont à éviter dans le traitement d'un écoulement passé à l'état chronique : d'une part, il ne faut pas se lasser, désespérer tout de suite du succès, mais se rappeler les avantages gagnés, ne pas oublier qu'on n'a pas de chance d'aller plus vite avec une autre méthode, qu'au contraire plus on multiplie, plus on change de médication, moins on avance vers la guérison. D'autre part, il ne faut pas, quoique les gonocoques aient disparu de l'écoulement, considérer trop vite le malade comme guéri.

Nous avons observé, Janet l'a constaté également, que si l'on cesse trop vite le traitement, les gonocoques ne tardent pas à repulluler.

On suspendra le traitement, de temps à autre, et on attendra trente-six, quarante-huit heures ; on fera l'examen gonococcique ; si le gonocoque ne reparaît pas, on supprime les lavages ; s'il reparaît, on les reprend immédiatement. Pour être sûr de ne pas abandonner son malade dans un état d'infection gonococcique, Janet recommande de laver le canal avec une solution de nitrate d'argent à un millième ; s'il reste des gonocoques dans l'urèthre, on les voit, ajouté-t-il, repulluler le lendemain ou le surlendemain.

C'est un fait que nous avons pu constater dans certaines de nos observations et sur lequel M. Tédenat insiste beaucoup.

En résumé, les lavages constituent, nous pouvons le dire, une méthode de traitement bien supérieure à toutes les autres ; voici à ce sujet l'opinion de Neisser. (*Congrès international*

de dermatologie et de syphiligraphie tenu à Vienne, 5 et 10
septembre 1892) :

« Le traitement de la gonorrhée doit avoir pour but d'em-
pêcher l'uréthrite antérieure de se transformer en uréthrite
postérieure, la gonorrhée aiguë en gonorrhée chronique. *Il
faut instituer ce traitement le plus tôt possible*, avant que
les couches profondes de l'épithélium soient envahies. Il faut
tuer le gonocoque sans léser la muqueuse. »

L'irrigation fréquente et précoce avec des solutions de nitrate d'argent au quatre millième et au deux millième, de
sublimé au trente millième ou vingt millième, d'ichthyol
à un pour cent, remplit seule ces indications. Pour que cette
liste soit complète, nous y ajoutons le permanganate de potasse au quatre millième ou deux millième.

Disons en terminant ce chapitre que tous ceux qui ont employé les lavages, Diday, Bresser, Crivelli, Balzer, Guyon,
Janet, Neisser, en ont obtenu de bons résultats.

CHAPITRE VII

De la façon de faire les lavages

Diday, nous l'avons vu, se servait d'un irrigateur ordinaire et d'une grosse sonde en gomme.

Crivelli s'est servi de la seringue d'Asnel et même de la seringue à hydrocèle.

Lavaux pratique le lavage de l'urèthre antérieur avec une sonde particulière. C'est un petit tube cylindrique, légèrement renflé à une de ses extrémités comme une bougie à instillations. Quelques rainures pratiquées sur cette partie renflée assurent le retour du liquide. La sonde est pour ainsi dire à double courant. Cette sonde est rectiligne et ne peut dépasser le collet du bulbe. Pour l'uréthrite postérieure, Lavaux utilise la pression atmosphérique. Pour faire franchir au liquide du lavage le sphincter membraneux, il suffit d'élever le réservoir à une hauteur qui varie de 1 mètre à 1 mètre 30. Lavaux a fait construire des mandrins tubulés : la portion qui pénètre dans l'urèthre est cylindrique et mesure 3 centimètres de longueur. L'orifice de sortie varie pour chacun des numéros. Le numéro 1 a un orifice de 1 millimètre un tiers de diamètre ; le numéro 6 a un orifice de 3 millimètres. Cette graduation permet d'employer une pression plus ou moins grande, mais toujours la même, et de régler dans une certaine mesure la rapidité de l'écoulement du liquide. Le mandrin tubulé est emboîté dans un espèce de cône en caoutchouc, véritable obturateur du méat.

Cette dernière partie de l'appareil Lavaux est d'une utilité incontestable ; elle permet de faire très commodément des lavages de la vessie et de l'urèthre postérieur ; M. Brousse, dans le service duquel nous l'avons vu employer tous les jours, en a retiré d'excellents résultats.

La sonde métallique, au contraire, nous a paru bien inférieure à la sonde en gomme de Pezzer ou de Nélaton. On court en effet le risque, avec l'extrémité renflée et rayée de la sonde de Lavaux, de déchirer la muqueuse, et dans tous les cas l'introduction de cette sonde métallique est bien plus douloureuse. Il ne faut pas oublier qu'on agit sur une muqueuse enflammée.

Mercier, Guyon, Fingen, Philipson, font le lavage des deux urèthres avec la sonde en gomme.

Cloquet, Zeissl, Janet, préfèrent le lavage sans sonde.

Voici comment nous procédons : Nous faisons d'abord uriner le malade ; puis, après avoir huilé la sonde en gomme de Pezzer, nous l'introduisons jusqu'au sommet du bulbe, de façon à bien laver tout l'urèthre antérieur. La sonde de Pezzer est très souple, son introduction n'est pas douloureuse ; quelquefois, surtout pour l'urèthre postérieur, nous sommes obligés, avant de l'introduire, d'y passer une fine sonde qui nous sert de mandrin. La bougie s'enlève après très facilement. La sonde de Pezzer présente à son extrémité inférieure une grande quantité de petits orifices par lesquels s'échappe le liquide, qui remonte ensuite entre la sonde et les parois du canal. Il s'établit ainsi un double courant qui chasse au dehors tous les éléments morbides dont la surface épithéliale est encombrée. Il faut avoir soin de n'ouvrir le robinet que peu à peu, afin d'éviter une distension trop brusque du canal.

Dans l'uréthrite postérieure, nous introduisons la sonde de Pezzer, à laquelle Balzer a fait donner pour ce cas une longueur plus grande, jusque dans la vessie, ce dont on s'aperçoit à la sortie de l'urine par la sonde.

Nous retirons alors un peu la sonde ; le liquide baigne l'urèthre postérieur, une partie va dans la vessie, l'autre revient entre le canal et la sonde. La pénétration du liquide dans la vessie est plutôt avantageuse que nuisible. Aussi, dans les cas d'inflammation intense, nous avons recours tout simplement au lavage sans sonde. Dans ce cas, il faut avoir soin de faire deux lavages consécutifs pour ne pas trop distendre la vessie en faisant passer 500 à 1000 cent. cubes de liquide, ce qui pourrait amener une rétention momentanée.

Quand le malade videra sa vessie, il faudra de temps en temps presser sur le méat, de façon à ce que le liquide soit bien mis en contact avec toute la muqueuse uréthrale.

Le nombre des lavages a son importance. Nous avons remarqué que, si on les suspendait où on les cessait trop tôt, l'écoulement augmentait et les gonocoques reparaissaient.

Il faudra donc ne pas trop les espacer. Nous avons obtenu des résultats en ne faisant qu'un lavage par jour ; nous croyons néanmoins qu'il est préférable de faire deux lavages, l'un au commencement, l'autre à la fin de la journée. Dans les formes subaiguës et chroniques, un lavage par vingt-quatre heures suffit. On verra même que, dans deux cas, nous avons obtenu des résultats en ne faisant un lavage que tous les trois jours. Le nombre des lavages devra varier suivant le liquide employé et la susceptibilité du malade, la réaction uréthrale variant suivant les individus et les solutions antiseptiques employées.

En somme, ne faire ni trop, ni trop peu.

Éviter les solutions trop fortes, les lavages trop rapprochés ou trop espacés.

CHAPITRE VIII

Du choix des antiseptiques pour les lavages

Le choix du liquide à employer n'est pas chose indifférente.

Il est bon de savoir à l'avance quels effets probables produiront les lavages, selon qu'on emploiera tel ou tel médicament.

Cette question ne sera définitivement tranchée qu'après observation exacte des résultats fournis par chaque médicament. Pour porter une appréciation exacte sur ce point, il faut tenir compte du titre de la solution, de l'état aigu ou chronique de la maladie, de la réaction produite, de la disparition plus ou moins rapide du gonocoque et des effets produits sur la marche et les principaux symptômes de la blennorrhagie.

Crivelli a essayé plusieurs substances sur une grande échelle à l'hôpital du Midi. Voici ce qu'il a obtenu :

L'acide borique et l'acide salicylique n'ont pas donné de résultats ;

L'acide phénique est infidèle et douloureux.

Les principaux médicaments, ceux dont on se sert le plus souvent dans les lavages, sont le sublimé, le permanganate, le nitrate d'argent.

Le SUBLIMÉ en injections au vingt millième a donné de bons résultats à Chameron, à Bourgeois ; en irrigations fréquentes, à Vanderpool, à Bresser, à Diday, à Crivelli, à Janet, à Neisser.

La plupart de ces auteurs l'emploient au vingt millième.

Voici ce que nous avons observé après les lavages au sublimé au vingt millième. Immédiatement après, le malade ressent un peu de cuisson, très supportable en général; quelquefois pourtant il y a de la douleur.

Il se produit une tuméfaction de la muqueuse, l'écoulement augmente pendant cinq à six heures. La cuisson légère qui suit d'habitude le lavage ne dure pas plus de quatre à cinq heures. Si à ce moment le malade urine, la miction est peu douloureuse. L'écoulement, avons-nous dit, augmente d'abord, il devient même purulent, quelquefois même un peu sanguinolent. Ce dernier fait est assez rare. Au bout de cinq heures, il diminue et se modifie rapidement. *Vingt-quatre heures après un lavage d'un litre de sublimé au vingt millième, l'écoulement blennorrhagique est réduit à un petit suintement séreux.* Si on supprime le traitement, l'écoulement reparaît pour disparaître de nouveau à la reprise des lavages. Les gonocoques, qui avaient disparu après le premier lavage, reparaissent aussi si on suspend le traitement.

Les lavages au sublimé donnent un résultat excessivement rapide ; nous conseillons d'en faire deux le premier jour au vingt millième et de continuer ensuite en n'en faisant qu'au trente millième. Le sublimé est plus irritant que le permanganate et son emploi devra être plus surveillé.

Le PERMANGANATE DE POTASSE a donné de bons résultats en injections entre les mains de Bourgeois, Hartmann, Brocq, etc. ; en lavages, Balzer, Tuffier, Janet, en ont retiré d'excellents résultats. Balzer fait passer un litre de parmanganate au quatre millième deux fois par jour ; il a essayé sur cent cinquante-quatre malades et conclut : les bons effets de ces lavages sont rapides ; ils suppriment l'écoulement, mais la blennorrhagie persiste et reparaît dès que les lavages ont cessé; il faut les continuer longtemps.

Nous empruntons au mémoire de Janet (*Congrès français de chirurgie*, 1892) les remarques suivantes sur le permanganate :

Le permanganate, à doses faibles, n'irrite pas la muqueuse; la réaction est séreuse et non purulente, comme dans les lavages au sublimé ou au nitrate d'argent. L'écoulement abondant et séreux, qui se produit après le lavage, balaie les microbes des plis et des glandules de l'urèthre, qui, du reste, ne lui constituent plus qu'un mauvais milieu de culture. Il n'y a pas de gonocoques dans l'écoulement séreux de la réaction. Si on espace trop les lavages, l'écoulement devient opalin, puis purulent, et les gonocoques reparaissent.

Comme traitement abortif ou comme traitement de la blennorrhagie, Janet a obtenu, avec les lavages au permanganate, des résultats vraiment remarquables.

Nous n'avons rien à ajouter au travail si complet de Janet sur le permanganate. Nous l'avons employé dans un grand nombre de cas et nous pouvons dire que les lavages au permanganate ont toujours été bien tolérés par les malades; pas de réaction douloureuse, amélioration rapide et guérison dans les blennorrhagies récentes non encore traitées. Nous l'avons employé du deux millième au quatre millième, suivant l'acuité de la maladie. Il n'y a aucun inconvénient à en user deux fois par jour, c'est même le procédé auquel nous nous sommes arrêté.

Le NITRATE D'ARGENT a été de tout temps employé dans le traitement dela blennorrhagie. En lavages, il faut l'employer aux faibles doses d'un quinze centième au quatre millième. A un millième et au-dessus, il est plus nuisible qu'utile. Crivelli, qui a fait des lavages au centième et au cinquantième, conclut : Ou bien l'amélioration est rapide, mais laisse des douleurs dans le canal, ou bien la recrudescence et l'aggravation des symptômes aigus surviennent aussitôt.

Tuffier, qui l'a employé au deux centième, n'a obtenu quelques résultats que tout à fait au début.

M. le professeur Tédenat, qui l'a employé au quinze centième, nous a dit en avoir obtenu de bons résultats.

Janet l'emploie dans les écoulements chroniques causés par des lésions anatomiques de la muqueuse.

Nous avons constaté que la réaction causée par le nitrate d'argent était plus forte que celle du permanganate. L'écoulement augmente et devient purulent. Le nitrate d'argent demande à être employé avec prudence. Janet fait remarquer qu'après une instillation au nitrate d'argent, un lavage à un millième, les gonocoques reparaissent en abondance. Nous nous sommes déjà expliqué sur ce fait. Dans les écoulements chroniques dépourvus de gonocoques, le nitrate d'argent nous a donné de bons résultats. Dans les uréthro-cystites, les lavages vésicaux au quinze centième, au millième, au cinq centième, ont amené des guérisons rapides.

Au *Congrès international de dermatologie et de syphiligraphie*, tenu à Vienne du 5 au 10 septembre dernier, on a fait, sur l'action du nitrate d'argent, les remarques suivantes : Le nitrate d'argent, a dit Finger, détermine la coagulation de l'albumine des cellules et des bactéries ; il n'atteint pas les couches profondes. Au deux centième, les couches superficielles de l'épithélium sont seules atteintes.

Au quatre millième, a répondu Lœwin (de Berlin), la coagulation de l'albumine n'a pas lieu, mais on obtient une action endosmotique en vertu de laquelle la solution pénètre dans les couches profondes.

Nous ne croyons pouvoir mieux faire que de citer ici les

conclusions du mémoire de Janet sur le choix des antiseptiques:

« La phase gonococcique, quel que soit le degré d'acuité, est justiciable des grands lavages au permanganate de potasse (du quatre millième au millième).

» La phase aseptique correspondant aux lésions anatomiques et trophiques qui subsistent après la disparition du gonocoque est justiciable des grands lavages au nitrate d'argent à dose faible, si l'urine est trouble; des instillations, quand l'urine est claire mais chargée de filaments.

» La phase des infections secondaires, facilitée par la réceptivité toute spéciale de l'urèthre malade ou récemment guéri, est justiciable des grands lavages au sublimé au vingt millième. »

Les conclusions de Janet sont les nôtres ; pourtant nous ne croyons pas que les lavages au sublimé doivent être bannis de la période gonococcique de la blennorrhagie. N'oublions pas que, s'il est quelquefois un peu plus irritant que le permanganate de potasse, c'est toujours le plus actif, celui dont l'effet est le plus rapide. Quant au nitrate d'argent, son emploi nous paraît plus indiqué dans les cystites et dans les uréthrites chroniques aseptiques.

CHAPITRE IX

Observations

Toutes ces observations, sauf les observations IX, X et XVI, ont été prises dans le service de M. Brousse, qui a bien voulu nous confier ses malades et nous faciliter singulièrement ce travail.

C'est à lui qu'en revient la première idée, c'est sous sa protection et sa haute direction que nous avons pu faire nos expériences et prendre nos observations. C'est donc à lui qu'en revient le mérite, nous nous empressons de le reconnaître.

OBSERVATION PREMIÈRE

B..., vingt et un ans, sergent au 122e, entré le 15 mai 1892, salle Sédillot, n° 3, pour orchite blennorrhagique.

La blennorrhagie a débuté le 15 avril, l'orchite le 13 mai.

A l'arrivée du malade, pas d'écoulement apparent, sauf une goutte le matin ; l'orchite est traitée par le suspensoir caoutchouté et l'anémone pulsatile.

20 mai, la blennorrhagie reparaît ; écoulement abondant, érections nocturnes, l'examen gonococcique est positif.

27 mai, l'orchite va mieux, mais la blennorrhagie est intense ; premier lavage au permanganate de potasse à un quatre millième ; le malade le supporte sans douleur.

30 mai, deuxième lavage, le malade va mieux.

2 juin, troisième lavage, l'écoulement disparaît pour reparaître le 3 juin.

4 juin, quatrième lavage, l'écoulement est bien diminué.

6 juin, cinquième lavage, goutte, pas de gonocoques.

9 juin, sixième lavage, l'écoulement disparaît.

11 juin, l'écoulement n'a pas reparu ; on ne fait plus de lavages.

26 juin, la guérison s'est maintenue, le malade sort sans que l'écoulement ait reparu.

OBSERVATION II

B..., vingt-trois ans, homme de peine, entré le 22 juin 1892, salle Choppart, n° 36, pour une blennorrhagie aiguë.

Antécédents : Blennorrhagie en janvier, ayant duré trois mois ; en mars, le malade vient à l'hôpital ; il en ressort quinze jours après ayant encore une goutte matinale.

Vers le 25 mai, nouvelle blennorrhagie, accompagnée d'érections et mictions très douloureuses ; le malade prétend souffrir davantage qu'à sa première blennorrhagie.

A son arrivée, le 22 juin, le malade a encore des érections nocturnes fréquentes, la miction est douloureuse, l'écoulement jaunâtre, abondant, renferme des gonocoques.

23 juin, premier lavage avec un litre de permanganate de potasse au quatre millième.

24 juin, le malade n'a pas souffert, deuxième lavage.

25 juin, miction moins douloureuse, plus d'érections, écoulement diminué.

26, 27, 28, on continue les lavages.

28, le malade ne souffre plus pour uriner ; il n'a plus qu'une goutte le matin. Pas de gonocoques dans l'écoulement.

29, pas de lavages.

30, l'écoulement n'a pas reparu, dernier lavage.

Le 1er juillet, le malade sort.

OBSERVATION III

R..., vingt-trois ans, valet de chambre, entré le 22 avril, salle Choppart, n° 39.

Le malade est atteint de cystite et de blennorrhagie.

Sa blennorrhagie a débuté le 9 avril, il a pris 2 grammes de salol et six capsules de Santal par jour ; cela ne l'empêche pas d'avoir une cystite le 20 avril.

Le 22 avril, le malade urine très souvent, en même temps érections et mictions douloureuses.

Le 24, urines troubles, douleurs hypogastriques, mictions fréquentes, premier lavage de la vessie au nitrate d'argent à un cinq cent millième.

Le 27 avril, deuxième lavage au nitrate d'argent.

Le 28 avril, le malade va mieux de sa cystite; il y a encore quelques érections et un peu d'écoulement.

Le 29, lavage au permanganate de potasse, qu'on répète les 2, 4, 6, 8 et 11 juin; à ce moment, l'écoulement disparaît.

Le 14, dernier lavage.

Le 20 juin, le malade sort guéri.

OBSERVATION IV

T.... vingt-deux ans, 2° génie, entré le 24 mai 1892, salle Sédillot n° 16.

Antécédents : blennorrhagie et orchite, il y a quatre ans, ayant duré trois ans.

Actuellement, blennorrhagie et orchite.

La blennorrhagie a débuté le 14 mai, l'orchite a paru le 22. A remarquer que la blennorrhagie était traitée à ce moment par les balsamiques.

24 mai 1892, le malade rentre à l'hôpital, salle Sédillot, nº 16. L'orchite est soignée par le traitement ordinaire.

27, cystite. Le malade est mis au santal : 6 capsules par jour.

11 juin, pas d'amélioration, on remplace le Santal par l'opiat.

14 juin, cystite s'améliore, en revanche écoulement considérable.

Examen gonococcique positif. Lavage au permanganate de potasse au quatre millième ; on fait passer un litre. Le malade n'éprouve ni cuisson ni douleur.

15 juin, deuxième lavage.

16 juin, troisième lavage ; l'écoulement diminue. On fait un lavage tous les jours jusqu'au 20.

20 juin, le malade n'a plus qu'une goutte ; on ne fait qu'un lavage tous les deux jours.

28 juin, plus d'écoulement ; on supprime les lavages.

Le 2 juillet, l'écoulement reparaît. Lavages les 2, 3, 4 juillet, l'écoulement disparaît de nouveau.

5 juillet, lavages tous les deux jours jusqu'au 11 juillet.

14 juillet, le malade part ; l'écoulement n'a pas reparu.

OBSERVATION V

C..., trente-deux ans, peintre, entré le 13 juillet 1892, salle Choppart, nº 36.

Il y a cinq à six jours, cuisson en urinant, écoulement jaunâtre. — Dernier contact vénérien remonte à dix jours.

Actuellement : miction fréquente, douloureuse au début, écoulement abondant, examen bactériologique positif.

13 juillet, premier lavage au permanganate de potasse au quatre millième ; le malade ne souffre que pour le passage de la sonde. — Douze heures après, miction moins douloureuse.

14, 15 juillet, lavage. Le 15 juillet, le malade ne souffre

plus pour uriner, l'écoulement est bien diminué. A ce moment, le malade n'a encore fait que deux lavages.

19 juillet, le malade n'a reçu que six lavages ; sa blennorrhagie est réduite à une simple goutte matinale. Il sort à ce moment.

. . . .

29 juillet, le malade revient, il souffre beaucoup pour uriner et coule de nouveau.

30 et 31 juillet, lavages au trois millième.

1er août, plus d'écoulement, plus de douleur à la miction, lavages tous les deux jours, jusqu'au 15 août.

25 août, le malade sort sans que l'écoulement ait reparu.

OBSERVATION VI

V..., vingt-neuf ans, homme de peine, entré le 26 juillet 1892, salle Ricord, n° 20.

Première blennorrhagie ayant débuté le 21 juillet.

Écoulement très abondant, mictions douloureuses, érections nocturnes continuelles. Examen bactériologique positif.

27 juillet, premier lavage au permanganate de potasse au quatre millième. Le passage de la sonde est un peu douloureux (1).

28 juillet, le malade n'a pas souffert de son lavage.

29, troisième lavage ; amélioration sensible, érections moins fréquentes.

30, quatrième lavage ; miction moins douloureuse, l'écoulement diminue.

1er août, sixième lavage ; plus d'écoulements, plus de douleurs, plus d'érections.

(1) Dans nos premières observations, nous nous sommes servi de la sonde de Lavaux.

2 août, on ne fait pas de lavage.

3 août, écoulement reparaît, on reprend les lavages.

5 août, plus d'écoulement ; lavages tous les deux jours.

7, 9, lavages.

9 août, dernier lavage ; douze lavages en tout.

14 août, le malade sort, l'écoulement n'a pas reparu.

OBSERVATION VII

S..., sapeur 2e génie, vingt-trois ans, entré le 12 octobre 1892, salle Sédillot, n° 12.

Antécédents : A dix-huit ans, première blennorrhagie compliquée de cystite qui a duré huit à dix mois. Traitements divers.

La douleur n'a jamais disparu pendant la miction.

Nouvelle blennorrhagie, le 18 septembre 1892, traitée par l'opiat ; au bout de deux ou trois jours, cystite hémorragique, très douloureuse.

Le 12 octobre, le malade entre à l'hôpital ; à ce moment, il a de l'écoulement et une cystite intense.

On fait des lavages du canal au permanganate de potasse, un tous les deux jours.

17 octobre, le malade a eu quatre lavages, il n'a plus d'uréthrite, les symptômes douloureux ont disparu.

On commence des lavages vésicaux ; on en fait un à l'eau boriquée tous les deux jours.

25 octobre, même état ; lavages au nitrate d'argent à un cinq cent millième, on en a fait un tous les deux jours. Le malade déclare uriner plus souvent pendant les quatre ou cinq premières heures qui suivent le lavage au nitrate d'argent ; mais après, les douleurs sont moindres, les mictions moins fréquentes.

15 novembre, le malade est guéri de sa cystite.

Il a pris quatre lavages uréthraux et dix vésicaux.

Le 30 novembre, il part complètemeut guéri, l'écoulement n'a pas reparu.

OBSERVATION VIII

B...., vingt-cinq ans, cultivateur, entré le 30 novembre 1892, salle Ricord, n° 20, pour blennorrhagie et crêtes de coq.

Antécédents, blennorrhagie et chancres mous en mai 1892.

Actuellement, blennorrhagie ayant débuté vers le 20.

Octobre, écoulement abondant, érections fréquentes.

Examen bactériologique, positif.

Nous prescrivons un lavage au nitrate d'argent au millième pour tous les jours.

Du 1er au 5 décembre, le malade, par suite d'une erreur, prend des lavages au permanganate de potasse.

Le 6, premier lavage au nitrate d'argent au millième, le malade ne souffre pas beaucoup. Le 7, le 8, le 9, même lavage.

Pas d'amélioration bien sensible.

Le 10, le malade part subitement.

OBSERVATION IX

X...., trente-cinq ans, vient nous voir le 20 juillet 1892 ; il est atteint d'une blennorrhagie ancienne. Le début remonte au mois d'octobre 1891. Le malade a subi divers traitements : balsamiques, sulfate de zinc, instillations. Au moment où il vient nous trouver, il a un peu d'écoulement, un peu de douleur à la miction.

Nous le sondons et nous constatons une série de rétrécissements.

Nous lui faisons quelques séances de béniqués, suivies chaque fois d'un lavage au permanganate de potasse.

Le 5 août, légère amélioration.

Le 3 novembre, nous revoyons le malade; état station-
naire.

Nous faisons un peu de massage du canal avec les béniqués.

A la première séance, les sondes font sourdre du pus.
Nous l'examinons au microscope et nous trouvons des gonocoques. Aux béniqués nous faisons succéder 1 litre ou 1 litre
et demi de permanganate au quatre millième. Nous nous
servons de la sonde de Pezzer, et cette fois nous lavons les
deux urèthres antérieur et postérieur.

Nous avons ainsi traité X... pendant deux semaines, deux
séances par semaine; après la quatrième, il était guéri.

La guérison s'est maintenue.

OBSERVATION X

Z.., quarante-cinq ans, a eu la blennorrhagie, il y a trente
ans, et l'a gardée pendant un an. Il y a trois ans, rétrécissement et abcès péri-uréthral.

Dilatation par les béniqués.

Depuis deux ans, écoulement uréthral assez abondant; pas
de miction douloureuse.

Traitement: du 3 novembre au 10 décembre, massage du
canal par les béniqués et lavage chaque fois avec 1 litre de
permanganate de potasse au quatre millième deux fois par
semaine.

10 décembre.— Pas d'amélioration. Examen gonococcique
négatif. Massage du canal et lavage au nitrate d'argent au
quinze centième avec la sonde de Pezzer. Amélioration sensible
dans les deux jours suivants.

14. — Même répétition que le 10.

Nous avons vu le malade hier ; il est complètement guéri. Il a eu en tout quatre lavages au nitrate d'argent au quinze centième, deux par semaine.

Son écoulement est tari depuis le 22.

OBSERVATION XI

M..., vingt-deux ans, 2ᵉ génie, entré le 9 novembre 1892, salle Sédillot, nᵒ 9, pour une blennorrhagie avec orchite et cystite.

Antécédents : Rien à noter.

La blennorrhagie a débuté le 10 octobre. Le malade a été soigné à l'infirmerie militaire, du 13 octobre au 9 novembre, par des injections d'abord aux trois sulfates, puis au sublimé.

25 octobre. — Orchite et cystite.

Le malade entre le 9 novembre à la salle Sédillot.

A ce moment, il a de l'orchite, de la cystite et un peu d'écoulement.

On prescrit des lavages vésicaux au nitrate d'argent à 1/500, tous les deux jours.

27 novembre. — Amélioration de la cystite, on continue les lavages vésicaux ; on fait en outre des lavages de l'urèthre antérieur avec une solution de permanganate de potasse.

3 décembre. — L'écoulement disparaît. Les lavages au permanganate sont suspendus.

5. — L'écoulement reparaît, on reprend les lavages.

6. — Examen gonococcique positif.

8. — L'écoulement disparaît, la cystite persiste.

15. — Lavage vésical au deux cent cinquantième.

16. — Un peu d'écoulement reparaît. On fait tous les jours un lavage uréthro-vésical au quinze centième.

19. — On supprime les lavages.

23. — Le malade sort complètement guéri.

C..., vingt ans, entré le 30 novembre 1892, salle Ricord, n° 20, est atteint de blennorrhagie pour la première fois.

Antécédents: Fièvre paludéenne il y a trois ans. Père mort d'accès pernicieux.

Profession: cultivateur.

Le début de la blennorrhagie remonte à un mois et demi. Aucun traitement n'a été fait jusqu'à ce jour. L'état aigu persiste; depuis trois jours, une orchite s'est ajoutée à la blennorrhagie. L'examen microscopique permet de constater la présence de gonocoques abondants.

On soumet le malade au lavage de nitrate d'argent au millième.

6 décembre. — Premier lavage, le malade n'éprouve qu'un peu de cuisson.

7, 8. — Un lavage. A ce moment, amélioration. Érections moins fréquentes, miction moins douloureuse, écoulement diminué.

9. — Recrudescence coïncidant avec la disparition de l'orchite.

12. — Suppression des symptômes douloureux, écoulement persiste. A l'examen microscopique, nous trouvons des gonocoques et microbes divers. Un lavage est fait au sept cent cinquantième. La réaction est violente, écoulement abondant, Tuméfaction de la verge.

Les lavages sont supprimés les 13, 14, 15.

16. — Lavage au cinq centième, réaction légère.

17. — L'écoulement est très abondant. A l'examen microscopique, nous trouvons des gonocoques nombreux. A ce mo-

ment, nous mettons le malade aux lavages de permanganate de potasse au quatre millième matin et soir.

18, 19, 20. — Même traitement que le 17.

20. — Les symptômes douloureux, qui s'effaçaient depuis le 18, ont totalement disparu.

23. — Sept heures après le lavage du matin, il n'y a plus d'écoulement. Dans la goutte du matin, nous ne trouvons pas de gonocoques. Les lavages sont suspendus.

26. — L'écoulement reparaît. A l'examen microscopique, on trouve quelques gonocoques. On reprend les lavages au permanganate.

28. — Le malade a une goutte le matin.

1er janvier. — Le malade a encore une petite goutte le matin dans laquelle il n'y a pas de gonocoques (1).

OBSERVATION XIII

B..., vingt-huit ans, cultivateur, entré le 12 novembre, à la salle Choppart, n° 32.

Antécédents : Fièvre intermittente en 1888 et 1889.

Le début de la blennorrhagie remonte à six mois. Pendant tout ce temps, *pendant six mois, le malade a pris du copahu* et s'est fait des injections d'eau blanche.

A son entrée, le malade souffre un peu pour uriner, il a des érections très douloureuses, l'écoulement abondant.

Il est mis à l'opiat et aux injections de sulfate de zinc pendant trois semaines.

23 décembre, le malade coule un peu, il a toujours la miction et les érections douloureuses pendant la nuit.

Examen microscopique : gonocoques abondants.

24 décembre, on fait deux lavages d'un litre au permanganate de potasse au quatre millième.

---

(1) Ce malade, surpris dernièrement en état d'ivresse, a été chassé du service.

25 décembre, accidentellement pas de lavage.

26, à l'examen microscopique quelques gonocoques ; on fait deux lavages;

27, *tous les symptômes douloureux qui avaient résisté à tous les traitements antérieurs ont été en s'amendant depuis le 24 et n'existent plus le 27.*

. . . .

30 décembre, le malade a encore une goutte, on continue les lavages.

L'observation est incomplète, mais elle montre quand même l'effet des lavages sur une blennorrhagie ancienne et surtout sur les symptômes douloureux dont six mois de copahu, un mois d'opiat et d'injections au sulfate de zinc n'avaient pu triompher.

OBSERVATION XIV

G..., quarante ans, cultivateur, entré le 30 septembre 1892 salle Ricord, n° 18, pour blennorrhagie, cystite et douleurs épigastriques.

A vingt ans, première blennorrhagie. Le malade a pris du copahu; au bout d'une semaine, orchite.

A vingt-six ans, deuxième blennorrhagie qui n'a jamais cessé de couler.

Le malade a essayé toutes sortes de traitements.

Du 10 août au 18 septembre 1891, le malade a été traité à la clinique des malades syphilitiques. A ce moment, il avait une blennorrhagie chronique et un commencement de rétrécissement. Parti sans être guéri de sa blennorrhagie, a reçu une vingtaine d'instillations et absorbé du santal en quantité.

En juin 1892, cystite qui n'a pas été traitée.

Actuellement : état général pas très bon. Les fonctions digestives ne se font pas très bien. Le malade est très hypocondriaque. Blennorrhagie avec écoulement assez abondante Cystite.

A son arrivée, le malade est mis au salol.

Le 17, pas d'amélioration ; on prescrit des lavages vésicaux à l'acide borique.

3 novembre, même état. Lavages au nitrate d'argent au cinq cent millième, un tous les deux jours. Amélioration rapide. Après le sixième, plus de cystite.

15. — La blennorrhagie persiste, le malade prend du Santal.

1er décembre, lavages au nitrate d'argent au millième, réaction assez légère ; on les continue jusqu'au 12 décembre.

12. — Examen microscopique : gonocoques et microcoques divers. On fait un lavage au sept cent cinquante millième : douleur violente, tuméfaction de la verge, écoulement plus considérable ; les lavages sont suspendus jusqu'au 17.

17. — Examen microscopique : gonocoques et microbes de toute sorte ; on fait un lavage au sublimé au vingt millièmes précédé d'une séance de béniqué. La sonde béniqué amène au méat une quantité considérable de pus.

Le 20 et le 23, sondage et lavage.

23. — Le malade va mieux, à l'écoulement il n'y a pas de gonocoques, mais de grosses cellules épithéliales ; massage et lavage.

26. — Le malade a une goutte le matin dans laquelle les gonocoques n'ont pas reparu.

OBSERVATION XV

C..., vingt-cinq ans, boulanger, entré le 19 décembre salle Ricord, n° 27.

Antécédents : Chancres mous il y a deux ans.

La blennorrhagie a commencé le 1er octobre 1892. C'est la première.

Pendant un mois et demi, le malade a été soumis à l'opiat, aux diurétiques et au Santal. Depuis un mois, le malade a cessé tout traitement.

Actuellement : Écoulement, douleurs surtout à la fin de la miction ; pas de pollakiurie, adénite du côté droit.

Examen bactériologique : Beaucoup de gonocoques.

20 novembre. — Lavage au sublimé au vingt millième, réaction assez insignifiante.

21. — On fait deux lavages ; il y a de l'amélioration.

22. — Le dernier lavage a été suivi d'une forte réaction, il y a un peu d'hématurie ; le lavage est supprimé.

23. — Quatrième lavage. Examen gonococcique sept heures après le lavage ; pas de gonocoques.

24. — La miction n'est plus douloureuse, l'écoulement est séreux ; lavage supprimé.

25. — L'écoulement reparaît.

26. — Un lavage ; réaction assez forte, écoulement séro-purulent.

27. — Autre lavage mieux supporté que la veille.

28. — Il n'y a qu'une goutte séreuse. On fait encore un lavage tous les deux jours.

OBSERVATION XVI

L..., vingt ans, tempérament lymphatique, nous consulte pour une blennorrhagie au début.

Goutte et picotements constatés le 21 décembre, à cinq heures du soir, pour la première fois.

Vingt-quatre heures après, écoulement purulent et abondant, miction douloureuse ; c'est à ce moment que nous voyons le malade.

Examen microscopique : gonocoques en quantité.

22. — Premier lavage au vingt millième. Pendant les quatre premières heures qui suivent le lavage, le malade accuse un peu de cuisson et un peu d'écoulement. Douze heures après, miction bien moins douloureuse.

23. — L'écoulement a beaucoup diminué. A l'examen microscopique, les gonocoques sont déformés, deuxième lavage suivi d'un peu d'irritation de la muqueuse avec légère tuméfaction du méat. L'après-midi, autre lavage au trente millième suivi encore d'un peu d'irritation.

24. — Quatrième lavage.

25. — La muqueuse paraît irritée ; on ne fait pas de lavage.

26. — Mictions plus douloureuses que la veille, écoulement abondant, examen gonococcique positif. Il y a eu pendant la nuit quelques érections douloureuses.

A neuf heures du matin, lavage au sublimé au vingt millièmes. La réaction n'est pas douloureuse ; six heures après, écoulement moins abondant ; on ne trouve plus de gonocoques.

27. — Un lavage bien supporté. Goutte séreuse, pas de gonocoques.

28, 29, même état, un lavage chaque jour.

Les observations que nous citons nous ont paru d'autant plus instructives qu'elles portent sur des cas différents, soit par la marche, la période de la blennorhagie, les traitements antérieurement suivis, les complications, les liquides employés.

CONCLUSIONS

1º Dans tous les cas, les lavages soulagent beaucoup le malade.

2º Ils abrègent singulièrement la durée de la maladie.

3º Ils préviennent les complications infectieuses de la blennorrhagie.

4º Ils guériront d'autant plus sûrement et rapidement la blennorrhagie, que celle-ci sera plus rapprochée de son début et vierge de tout traitement antérieur.

5º Dans certains cas, on associera aux lavages le massage de l'urèthre, la dilatation soit par les béniqués, soit par l'Oberländer.

6º Tout traitement interne est inutile, les lavages seuls suffisent à guérir le malade.

Les liquides qu'il convient d'employer sont : le sublimé, le permanganate de potasse, le nitrate d'argent.

Le *sublimé* est très puissant, mais irrite facilement la muqueuse. On ne l'emploie pas au-dessous d'un vingt millième.

Le *permanganate de potasse* nous a donné des résultats constants. Il a l'avantage de ne pas irriter la muqueuse à la dose du deux au quatre millièmes.

Le *nitrate d'argent* doit être employé avec prudence; il a constamment donné de bons résultats dans la cystite blennorrhagique. Au quinze centième ou au deux millième, il modifie très bien la muqueuse uréthrale et supprime les écoulements aseptiques.

Nous ne nous faisons pas d'illusion sur la valeur de notre travail ; nous croyons pourtant avoir eu raison d'attirer l'attention sur cette question, et nous nous mentirions à nous-même si nous n'affirmions pas hautement que l'introduction de l'antisepsie et des lavages dans le traitement de la blennorrhagie constitue un véritable progrès dans la thérapeutique de cette affection.

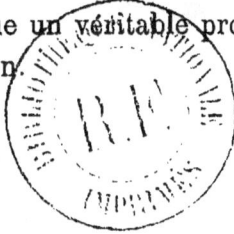